AF156845

BEI GRIN MACHT SICH IHR WISSEN BEZAHLT

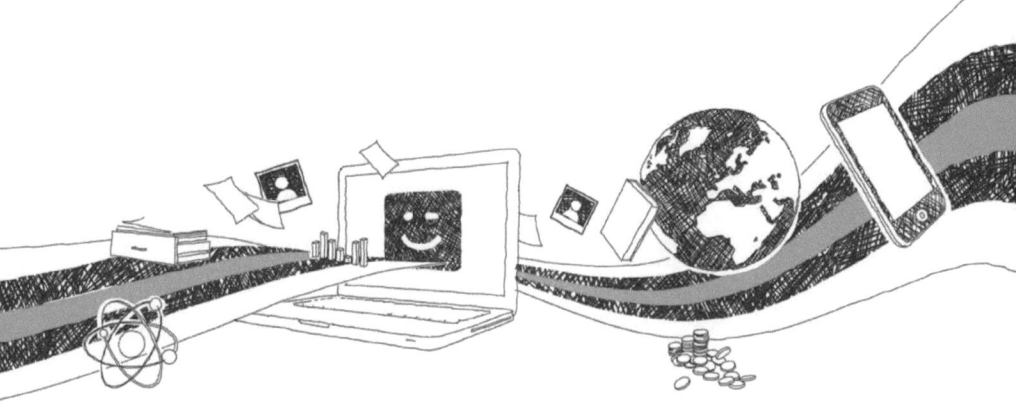

- Wir veröffentlichen Ihre Hausarbeit, Bachelor- und Masterarbeit

- Ihr eigenes eBook und Buch - weltweit in allen wichtigen Shops

- Verdienen Sie an jedem Verkauf

Jetzt bei www.GRIN.com hochladen und kostenlos publizieren

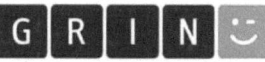

Bibliografische Information der Deutschen Nationalbibliothek:

Die Deutsche Bibliothek verzeichnet diese Publikation in der Deutschen National-bibliografie; detaillierte bibliografische Daten sind im Internet über http://dnb.d-nb.de/ abrufbar.

Dieses Werk sowie alle darin enthaltenen einzelnen Beiträge und Abbildungen sind urheberrechtlich geschützt. Jede Verwertung, die nicht ausdrücklich vom Urheberrechtsschutz zugelassen ist, bedarf der vorherigen Zustimmung des Verlages. Das gilt insbesondere für Vervielfältigungen, Bearbeitungen, Übersetzungen, Mikroverfilmungen, Auswertungen durch Datenbanken und für die Einspeicherung und Verarbeitung in elektronische Systeme. Alle Rechte, auch die des auszugsweisen Nachdrucks, der fotomechanischen Wiedergabe (einschließlich Mikrokopie) sowie der Auswertung durch Datenbanken oder ähnliche Einrichtungen, vorbehalten.

Impressum:

Copyright © 2016 GRIN Verlag
Druck und Bindung: Books on Demand GmbH, Norderstedt Germany
ISBN: 9783668967397

Dieses Buch bei GRIN:

https://www.grin.com/document/490062

Gudrun Gregor

Burnout-Syndrom bei Polizeivollzugsbeamten

Was sind die Ursachen und welche Präventionsmöglichkeiten gibt es?

GRIN Verlag

GRIN - Your knowledge has value

Der GRIN Verlag publiziert seit 1998 wissenschaftliche Arbeiten von Studenten, Hochschullehrern und anderen Akademikern als eBook und gedrucktes Buch. Die Verlagswebsite www.grin.com ist die ideale Plattform zur Veröffentlichung von Hausarbeiten, Abschlussarbeiten, wissenschaftlichen Aufsätzen, Dissertationen und Fachbüchern.

Besuchen Sie uns im Internet:

http://www.grin.com/

http://www.facebook.com/grincom

http://www.twitter.com/grin_com

Ursachenanalyse des Burnout- Syndroms im Polizeidienst der Bundespolizei

Hausarbeit

30.12.2016

Erstellt von:

Gudrun Gregor

Studiengang Bachelor Prävention- und Gesundheitsmanagement

Inhaltsverzeichnis

I. Abbildungsverzeichnis

II. Tabellenverzeichnis

III. Abkürzungsverzeichnis

AU – Tage	Arbeitsunfähigkeitstage
BPOIG	Bundespolizeigesetz
BPOL	Bundespolizeistudie
BPtK	Bundespsychotherapeutenkammer
COPD	Chronisch obstruktive Lungenerkrankung
DMDI	Deutsches Institut für Medizinische Dokumentation und Information
GdP	Gewerkschaft der Polizei
HBI	Hamburger Burnout Inventar
ICD	Medizinische Klassifikation zur Systematisierung von Diagnosen
MBI	Maslach Burnout Inventory
OLBI	Oldenburg Burnout Inventar
PKS	Polizeiliche Kriminalstatistik
PVB	Polizeivollzugsbeamte
TM	Tedium Measure
ZNS	Zentrales Nervensystem

1. Einleitung

Stand 2014 sind in Deutschland insgesamt 453.800 Beschäftige für den Bereich Öffentliche Sicherheit und Ordnung zuständig. Davon sind 310.800 als Polizisten beschäftigt. Diese Gesamtanzahl teilt sich auf in Bundesbereich mit 44.100 Polizisten und Landesbereich mit 266.700 Polizisten (vgl. Statistisches Bundesamt, 2015, S. 358). Die zentralen Hauptaufgaben der Polizei sind die Gefahrenabwehr, Strafverfolgung und Vollzugshilfe. Der Polizeivollzugsbeamte (PVB) handelt auf Grundlage der Gesetzte, es besteht in den seltensten Fällen ein Ermessensspielraum. Er ist verpflichtet nach den gesetzlichen Vorgaben zu handeln und darf sich nicht von seinen Emotionen beeinflussen lassen (vgl. Szymenderski, 2012, S. 34 f). Ein bei der Polizei stark ausgeprägtes Rollenverständnis von Tapferkeit und Furchtlosigkeit führt oftmals dazu, das eine ständige Überbelastung verdrängt wird und traumatische Erlebnisse nicht aufgearbeitet werden (vgl. Sendera; Sendera, 2013, S. 133 f). Die so genannte Beerlage Studie hat die hoch belastete Situation für die Beschäftigten der Polizei klar aufgezeigt. Mehr als 10% der befragten Beamten der Landespolizei zeigten deutlich Symptome eines Burnouts, Beamte der Bundespolizei wurden mit 20,2 % doppelt so hoch bewertet. Insgesamt wurden bei der Polizei eine massive andauernde inhaltliche und zeitliche Überforderung (quantitative Arbeitsbelastung) festgestellt, welche sich negativ auf das psychische Wohlbefinden auswirken (vgl. Beerlage et al.; 2009). Insbesondere der dienstliche Belastungsgrad in der Bundespolizei ist außerordentlich hoch. 76,2 % der Befragten bewerteten diesen als sehr hoch, zudem schätzen 63,2 % die psychische Belastung in akuten Einsatzsituationen als sehr groß ein. Von entscheidender Bedeutung ist hier, dass die hohe Belastung von etwa der Hälfte der Befragten (49,5 %) kaum ausgeglichen bzw. kompensiert werden kann (vgl. Strohmeier, 2010, S. 9). Ein Burnout wirkt sich immer negativ auf die Gesundheit der Betroffenen aus, sei dies durch körperliche oder psychosomatische Beschwerden, die oft auch von depressiven Symptomen begleitet werden (vgl. Albrecht, 2008, S. 48 ff.). Die Ergebnisse der TK-Stressstudie (2016) ergaben das 64% der stark gestressten Personen unter Erschöpfung und dem Gefühl des ausgebrannt seins leiden. Etwa 46 % klagen über Schlafstörungen, Gereiztheit und Nervosität. 24 % berichteten über depressive Verstimmungen bzw. Depressionen. Verspannungen und Rückenschmerzen wurden von 66 % der Befragten angegeben (vgl. Techniker Krankenkasse, 2016, S. 47). Neben den physischen und psychischen Folgen eines Burnout-Syndroms bestehen auch wirtschaftliche Folgen (finanzielle Abhängigkeiten wie z.B. Haus, Familie). Aus langen Krankheits- und Ausfallzeiten resultieren finanzielle Einbußen. Bei einer Krankschreibungsdauer ab 6 Wochen erhält der Versicherte Krankengeld von seiner Krankenkasse. Die Dauer der Krankengeldzahlungen ist begrenzt. Der Versicherte erhält diesen Lohnersatz maximal 78 Wochen lang. Bei Arbeitnehmern beträgt das Krankengeld 70 Prozent des Bruttolohns, jedoch nicht mehr als 90 Prozent des Nettolohns (vgl. BPtK, 2015, S. 13). Im Jahr 2008 entstanden in Deutschland Krankheitskosten (Prävention, Behandlung, Reha, Pflege) aufgrund von psychischen Erkrankungen und Verhaltensstörungen in Höhe von ca. 28,7 Milliarden Euro (vgl. Statistische Bundessamt, 2008).

Die Hausarbeit thematisiert das Burnout-Syndrom mit Blick auf die Situation von PVB der Bundespolizei. Unabhängig davon wie Burnout eingegrenzt und definiert werden mag, die von entsprechenden Symptomen belasteten Betroffenen erfahren persönliches Leid. Sie laufen Gefahr auch eine qualitätsgeminderte Arbeit zu leisten. Gesundheit und Engagement der PVB müssen daher als wichtige Determinanten der Einsatzfähigkeit in der polizeilichen Gefahrenabwehr in Deutschland gesehen werden. Die körperliche und psychische Einsatzfähigkeit hat eine mittelbare Wirkung auf die Leistungsqualität im Bevölkerungsschutz (vgl. Beerlage et al.; 2009, S: 32).

Ziel dieser Hausarbeit ist es, Konstellationen von Belastungen und Ressourcen in der Bundespolizei darzustellen und zu analysieren und ihre Wirkung auf die Gesundheit der PVB zu untersuchen. Es werden zunächst die Begriffe Burnout-Syndrom, Gesundheitsförderung und Prävention definiert. Es folgt die Beschreibung der Entstehungsursachen und den Verlauf eines Burnouts, sowie die Darstellung der Differenzialdiagnostik. Anschließend werden die polizeispezifischen Begünstigungen erläutert. Im Hauptteil erfolgt die Ursachenanalyse des Burnout-Syndroms in der Bundespolizei.

Folgende konkrete Frage wird dabei beantwortet

Was sind die tätigkeitsbedingten Ursachen des Burnout-Syndroms bei Polizeivollzugsbeamten (PVB) der Bundespolizei und wie kann diesen entgegengewirkt werden?

Es werden Handlungsempfehlungen für PVB und Führungskräfte der Bundespolizei auf verhaltensorientierter Ebene abgeleitet, die Möglichkeiten aufzeigen wie ein „Ausbrennen" verhindert bzw. die Gesundheit erhalten werden kann.

2. Theoretischer Hintergrund

Die Ursprünge der Burnout Forschung betreffen personenzentrierte Dienstleistungsberufe im Gesundheitswesen. Der deutsch-amerikanische klinische Psychologe und Psychoanalytiker Herbert J. Freudenberger (1974) bezeichnete Burnout als einen Zustand, der bei Helfern eintritt, wenn diese nach zu Beginn großem Engagement für ihre Arbeit physisch und/oder psychisch zusammenbrechen. Darunter fällt auch der Beruf des Polizisten (vgl. Maslach; Jackson, 1984, S. 133 ff.).

Unter Z73 im ICD-10 fallen Schwierigkeiten, die im Zusammenhang mit der Lebensbewältigung stehen (Burnout). Die Bundespsychotherapeutenkammer (BPtK) hat die Angaben der großen gesetzlichen Krankenkassen zu Arbeitsunfähigkeit (AU), psychischen Erkrankungen und Burnout ausgewertet. Dabei zeigt sich, dass die Anzahl der Krankschreibungen aufgrund eines „Burnouts" seit 2004 um 700 Prozent, die Anzahl der betrieblichen Fehltage sogar um fast 1.400 Prozent gestiegen ist. Diese Zunahme fällt damit deutlich größer aus als die Zunahme von betrieblichen Fehltagen aufgrund psychischer Erkrankungen (vgl. Bundespsychotherapeutenkammer, 2012, S. 3).

In der polizeilichen Gefahrenabwehr beeinträchtigen wahrgenommene Arbeitsbelastungen bereits unmittelbar, aber auch indirekt über Erschöpfung, das subjektive Wohlbefinden, vor allem die innere Ruhe (z.B. auch die Schlafqualität) und die Fähigkeit zu einer fürsorglichen Haltung gegenüber der eigenen Lebensqualität (vgl. Beerlage et al.; 2009, S. 2).

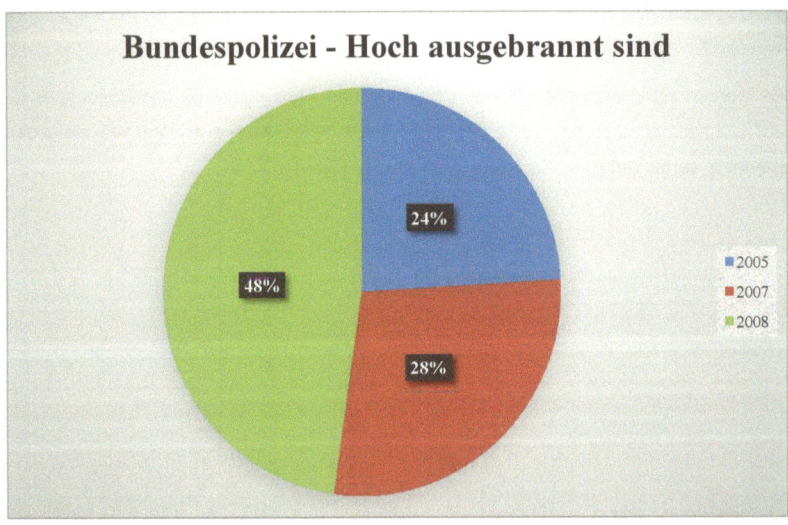

Abbildung 2.1 Ergebnisse Befragung Burnout Bundespolizei (vgl. Beerlage et al.; 2009)

Im Vergleich zu 2005 fühlten sich im Jahr 2008, doppelt so viele Bundespolizisten hochausgebrannt. Hohe Burnout Ausprägungen sind: Starke Erschöpfung und starker Zynismus (vgl. Beerlage et al., 2009, S. 2).

2.1. Das Burnout-Syndrom

Der Begriff Burnout hat in den vergangenen Jahren stark an Popularität gewonnen. Heute kann fast jeder etwas zum Thema Burnout beitragen und ist bzw. war selbst davon betroffen oder kennt einen Betroffenen (vgl. Väth, 2011, S. 71 f.). Eine Krankheit, die in aller Munde ist und in allen sozialen Schichten zunimmt. Aber was ist das überhaupt?

2.1.1. Begriffsbestimmung

Burnout kommt aus dem englischen Sprachgebrauch und wird mit „Ausbrennen" oder „Durchbrennen" übersetzt. Ursprünglich wurde die Begrifflichkeit aber aus der Kernenergietechnik abgeleitet. Es war das Durchbrennen von Reaktorbrennstäben und Komponenten infolge von zu geringer Kühlung gemeint (vgl. Grabe, M.; 2012, S. 9).

Der Begriff Burnout wird schnell und häufig für allgemeine Erschöpfungszustände Erwerbstätiger verwendet. Ein deutliches Indiz dafür ist, das der Begriff in der Literatur aufgrund der unzähligen Definitionsansätze nicht eindeutig abgegrenzt ist. Eine allgemein übliche Definition beschreibt Burnout als ein spezifisches, arbeitsbezogenes Stresssyndrom, das durch eine dauerhafte intensive emotionale Beanspruchung verursacht wird (vgl. Schaufeli; Buunk, 2007, S. 383 ff). Vielen Definitions- und Erklärungsansätzen gemein ist die Unterteilung der Symptomatik in drei zentrale Säulen: emotionale Erschöpfung, Zynismus/Distanzierung/Depersonalisation und verringerte Arbeitsleitung (vgl. Maslach et al., 2001, S. 397 ff.).

2.1.2. Entstehungsursachen, Verlauf und Symptomatik

In Verbindung mit dem Burnout-Syndrom fällt immer auch der Begriff Stress, dieser wird als Schlüsselphänomen für das Auftreten eines Burnouts genannt. Gemäß der TK-Stressstudie 2013 sind fast ein Drittel der Befragten häufig gestresst und etwa 50 % sind manchmal gestresst. Dauerhafter Stress kann zu diversen Krankheitssymptomen führen wie beispielsweise Schlaf- und Konzentrationsstörungen, Unruhe und depressive Verstimmung, der Übergang zu psychischen Erkrankungen wie Depressionen und Burnout ist fließend (vgl. Rümke, 2012, S. 36).

Gemäß der Stresstheorie von Lazarus (1966) entsteht Stress im Zusammenwirken von situativen Anforderungen und individuellen Beurteilungen der eigenen Ressourcen und

Fähigkeiten Er betont die Bedeutung von individuellen Bewertungs- und Bewältigungsprozessen, d.h. kognitive Prozesse einerseits und die Bedeutung des Verhaltens bei Belastungen andererseits (vgl. Lazarus; Launier, 1981, S. 231 ff.). Was für die eine Person als Herausforderung gilt die er sich zutraut zu meistern, ist für die andere Person ein unüberwindbares Hindernis dem er hilflos ausgesetzt ist. Letzteres führt zu Stress, ob dieser dann schlussendlich jedoch zu einem Burnout führt hängt von der Vulnerabilität (Verwundbarkeit, Verletzbarkeit) der Person ab (vgl. Faller; Lang, 2016, S. 25).

Häufig wird eine Kombination aus situativen Arbeits- und Lebensbedingungen und einer persönlichen Disposition als Ursache für Burnout beschrieben. Situative Risikofaktoren für das Entstehen eines Burnouts finden sich in zahlreichen Publikationen (Maslach et al.; 2001, Burisch, 2006, Ducki, et al.; 2012). Merkmale der Arbeitsaufgaben (lang andauernde Arbeitsüberforderung, hoher Zeitdruck, geringe Autonomie, mangelnde Rückmeldung), organisationale Bedingungen (Rollenunklarheiten, Arbeitsplatzunsicherheit, geringe Partizipation) sowie soziale Bedingungen (fehlende Unterstützung durch Kollegen und Vorgesetzte) sind dabei hervorzuheben. Ebenso hervorzuheben sind die persönlichen Risikofaktoren. Dazu zählen ein hohes Arbeitsengagement, hohe eigene Leistungserwartung, hohe Leistungsbereitschaft, hohe Perfektionsansprüche und ein großes Kontrollbedürfnis. Verfügt die betroffene Person über geringe Ressourcen, so steigt das Risiko an einem Burnout zu erkranken stark an (vgl. Kunze, 2013, S. 184). Mit der theoretischen Basis des Erhebungsverfahren AVEM, welches arbeitsbezogene verhaltens- und Erlebensmuster erfasst, beschreiben Schaarschmidt und Fischer (2001) einen personenbezogenen Erklärungsansatz zur Entstehung des Burnout-Syndroms. Von besonderer Relevanz sind hier die zwei Risikomuster A und B. Das Risikomuster A ist durch ein hohes Arbeitsengagement in Verbindung mit einer geringen Distanzierungsfähigkeit, Widerstandsfähigkeit, Ausgeglichenheit und Lebenszufriedenheit gekennzeichnet. Das Risikomuster B hingegen wird durch ein geringes Arbeitsengagement, geringe Problembewältigungsfähigkeit und geringe innerer Ruhe sowie eine generelle Lebensunzufriedenheit gekennzeichnet (vgl. Schaarschmidt; Fischer, 2001, S. 15 f.)

Das Burnout-Syndrom ist ein sich über einen langen Zeitraum entwickelnder Prozess, der sich durch eine qualitative und quantitative Zunahme an Symptomen auszeichnet. Der schleichende Verlauf erschwert es sowohl für Betroffene als auch für Vorgesetzte und Arbeitgeber, die Gefahr eines Burnouts rechtzeitig zu erkennen. Es ist daher sinnvoll Symptome und Verlauf in einer Systematik darzustellen, auch wenn Symptome und Verlauf sehr individuell sind. In der Fachliteratur werden diese in verschiedene

Phasen eingeteilt. Die Wissenschaft kennt verschiedene Modelle, die sich in ihrem Differenzierungsgrad der verschiedenen Phasen des Burnouts unterscheiden.

Die gängigsten Modelle sind häufig Anlehnungen an die Aufstellung von Burisch (2013) (vgl. Kunze, 2013, S. 183). Dieser hat die für ihn am besten beschriebenen Verlaufsstadien mit den dazugehörigen Symptomen in einer übersichtlichen Form dargestellt (vgl. Burisch, 2013, S. 40 ff.).

Tabelle 2.1 Burnout-Phasentheorien (vgl. Burisch, 2013, S. 40 ff.)

Pha-se	Nach Lauderdale	Nach Cherniss	Nach Edelwich	Nach Maslach
1	*Verwirrung* Gefühl das et was nicht in Ordnung ist Gelegentliche grundlose Angst Somatische Symptome (Kopfschmerzen, Schlaflosigkeit, Angespanntheit, Energiemangel)	*Berufsstress* Anforderungen übersteigen die Ressourcen	Idealistische Begeisterung Selbstüberschätzung Hochgesteckte Ziele Omnipotenz Phantasien Optimismus Hoher Energieeinsatz Überidentifikation mit Klienten und mit der Arbeit allgemein	*1a: Emotionale Erschöpfung* Müdigkeit schon beim Gedanken an Arbeit *1b: Physische Erschöpfung* Schlafstörungen Anfälligkeit für Erkrankungen, Kopfschmerzen, sonstige Schmerzen
2	*Frustration* Unzufriedenheit und Ärger Gereiztheit gegen Freunde und Kollegen Evtl. Arbeitsplatzwechsel Gefühl, betrogen zu werden Rückenschmerzen, Migräne Entspannung nur noch mit Alkohol und Tranquilizern	*Stillstand* Angst Spannung Reizbarkeit Ermüdung Erschöpfung	*Stillstand* Erste Enttäuschungen Bedürfnisse nach Komfort, Freizeit, Freunden, Karriereaussichten werden wichtiger Beschränkung der Kontakte auf Kollegen Reduzierung des Lebens auf die Arbeit Familienleben leidet Rückzug von Klienten	*Dehumanisierung* Negative, zynische Einstellung zu Kollegen und Patienten Vermeidung von Unannehmlichkeiten Reduzierung der Arbeit auf das Allernotwendigste
3	*Verzweiflung* Insuffizienzgefühle	*Defensive Bewältigungsversuche* Emotionale Ab-	*Frustration* Erfahrung der Erfolglosigkeit	*Terminales Stadium* Widerwillen ge-

Gefühl der Sinn-losigkeit Selbstanklagen Zynismus Misstrauen Mechanisierung des Lebens Erschöpfungsge-fühl schon bei kleinsten Anforderungen Rückzug Apathie	kopplung Rückzug Zynismus Rigidität	und der Machtlo-sigkeit Probleme mit Bürokratie Fühlbarer Mangel an Anerkennung von Klienten und Vorgesetzten Zu viel Papier-krieg Gefühl der In-kompetenz Psychosomatiken Drogengebrauch Überernährung	gen sich selbst Widerwillen ge-gen alle anderen Menschen Widerwillen ge-gen überhaupt alles Schuldgefühle Rückzug ins Schneckenhaus	
4			*Apathie* Völlige Desillusi-onierung Verzweiflung we-gen schwinden-der beruflicher Alternativen Resignation und Gleichgültigkeit	

Aufgrund belastender beruflicher Situationen befinden sich viele Menschen bereits in der Anfangsphase eines Burnouts. Das anfängliche einbüßen von Vitalität und die stetig zunehmende emotionale und psychische Erschöpfung, führen schlussendlich zu einer totalen Erschöpfung bis hin zur Apathie. Die phasenweise Entwicklung des Burnout-Syndroms bietet den Betroffenen jedoch die Möglichkeit zu intervenieren. Voraussetzung dafür ist die Bereitschaft auf seinen Körper zu hören und auf Kritik von außen zu reagieren (vgl. Rümke, 2012, S. 39 f.)

2.1.3. Folgen und Auswirkungen

Viele Burnout-Betroffene gelten als aktiv, dynamisch, engagiert bzw. überengagiert (vermehrter Arbeitseinsatz, subjektiver Eindruck der Unentbehrlichkeit). Das Gefühl eigentlich nie mehr richtig Zeit zu haben, führt zur einer Verleugnung der eigenen Bedürfnisse und zu einer Beschränkung der zwischenmenschlichen Kontakte (Arbeitskollegen, Bekannte, Freunde, Verwandte, enge Angehörige, Partner). Die Fähigkeit aus Misserfolgen und Enttäuschungen Konsequenzen zu ziehen ist zwiespältig. Das (Über-) Engagement wird nach und nach durch eine sich langsam ausbreitende Erschöpfungsphase ausgebremst. Es drohen eine verminderte Belastbarkeit, wachsende Stimmungslabilität, Erholungsunfähigkeit, Infektanfälligkeit (Erkältung, grippale Infekte), chronische Müdigkeit und rasche Erschöpfung (vgl. Faust, 2011, S. 6).

Das hat im Wesentlichen zwei Folgen:

Psychosoziale Konsequenzen

Das gesamte Leistungsvermögen (Motivation, Kreativität, Gedächtnisleistung) wird langsam aber stetig abgebaut. Das bedeutet immer häufiger auftretende Merk- und Konzentrationsstörungen bis hin zur Vergesslichkeit. Es treten psychosomatische Beschwerden (ernste körperliche Beschwerden ohne nachweisbaren Grund) auf. Dazu kommen allgemeine familiäre Schwierigkeiten und Partner- oder Eheprobleme. Der Betroffene beginnt wie eine Kerze an beiden Seiten abzubrennen, denn auch zu Hause gibt es keine Rückzugs- und Erholungsmöglichkeiten mehr. Das Risiko eines steigenden Alkohol-, Nikotin- und Kaffeekonsums sowie eine unkontrollierte Selbstbehandlung mit Beruhigungs-, Schmerz- und Schlafmitteln steigt und kann bis in die Abhängigkeit führen (vgl. Faust, 2011, S. 7).

Berufliche Einbußen

Schwerwiegende Konsequenzen hat ein Burnout gerade in den helfenden Berufen, denn bei diesen sind Empathie, gegenseitige Achtung und Freundlichkeit mit dem Beruf verknüpft. Desillusionierung, Gefühl von Widerwillen, Ärger, Versagen, Gleichgültigkeit; Schuldgefühle, negative Einstellung mitwachsendem Widerstand, wachsende Fehlzeiten, Verlust von positiven Gefühlen gegenüber Patienten, Klienten, Schülern, Kunden, usw., negative, reizbare oder gar aggressive Einstellung den anderen gegenüber; Vermeidung von Diskussionen mit Kollegen und Vorgesetzten charakterisieren einen Burnout-Betroffenen (vgl. Faust. 2011. S.8). Das Verhalten eines unter Burnout leidenden PVB hat Auswirkungen auf die Reaktionen des polizeilichen Gegenübers (Straftäter, Hilfesuchender usw.). Dieser bekommt ein negatives Bild der Polizei vermittelt und das Vertrauen in den Rechtsstaat wird geschwächt. Hinzu kommen die finanziellen Einbußen bedingt durch lange Ausfallzeiten, was zu großen wirtschaftlichen Problemen führen kann, besonders, wenn finanzielle Abhängigkeiten (Haus, Familie, Kredit) bestehen. Auch die Folgen für den Arbeitgeber sind gravierend, er muss bei Lohnfortzahlung (bis 6 Wochen) einen Produktionsverlust hinnehmen. Dieser muss durch die Kollegen aufgefangen werden, wodurch deren Ausfallrisiko aufgrund der Mehrbelastung steigt (vgl. Korczak, 2010, S. 6 f.; Burisch, 2010, S. 18 f.).

2.1.4. Differenzialdiagnosen

Laut einer Studie des DMDI (2010) zur Differentialdiagnostik des Burnout-Syndroms von Korczak et al., existiert zurzeit kein einheitliches Testverfahren zur Diagnostik von Burnout. Größtenteils wird Burnout über Selbstbeurteilungsbögen gemessen. Strukturierte Instrumente zur Fremdbeurteilung, beispielsweise als strukturierte Anamnese- oder Interviewverfahren, werden offenbar nicht eingesetzt. Es existieren zahlreiche Fragebögen und Checklisten zur Messung von Burnout. Lediglich zwei Fragebögen haben sich im angloamerikanischen Sprachraum durchgesetzt, der MBI (Maslach; Jackson, 1981) und der TM Tedium Measure (Pines Aronson, 2006) (vgl. Korczak et al., 2010, S. 20). In der empirischen Burnout Forschung liegt in 90 % der Fälle das MBI als Messinstrument vor, so dass der MBI-Fragebogen 2005 als Goldstandard für die Messung von Burnout bezeichnet wird (vgl. Schaufeli; Taris, 2005, S. 256 ff.).

Die Differentialdiagnostik ist darauf ausgerichtet eine bestimmte Krankheit von Krankheiten einer symptomatisch ähnlichen Gruppe abzugrenzen und zu differenzieren. Da Müdigkeit und / oder Erschöpfung ein unspezifisches Symptom von vielen Erkrankungen sind, können für einen chronischen Erschöpfungszustand eine Vielzahl von Ursachen vorliegen (vgl. Korczak et al, 2010, S. 23).

Tabelle 2.2 Differenzialdiagnosen zum Burnout-Syndrom (Korczak et al, 2010, S. 23)

Ursachen	Krankheitsstörungen
Psychosomatisch/Psychiatrisch	Chronic-Fatigue-Syndrom Dysomnien Neurasthenie Somatisierungsstörungen Depressive Störungen Generalisierte Angsterkrankung Posttraumatische Belastungsstörung Essstörung Substanzmissbrauch (Alkohol, Tranquilizer)
Somatisch	Anämien, Eisenmangel Hypothyreose, Diabetes, Nebenniereninsuffizienz Herzinsuffizienz, COPD Niereninsuffizienz Borreliose, HIV, Tuberkulose Malignome, Lymphome, Leukämien Entzündliche Systemerkrankungen Degenerative Erkrankungen des ZNS Obstruktive Schlaf-Apnoe-Syndrom, Restless-Legs-Syndrom Medikamentennebenwirkungen

Die verfügbaren Fragebögen zur Burnout-Erfassung stellen keine krankheitsdiagnostischen Verfahren dar. Sie erfassen Erscheinungsbilder, Symptome oder Folgen unterschiedlicher Erkrankungen, häufig ähneln diese stark den Depressionsfragebögen. Von differentialdiagnostischer Bedeutung sind besonders Depressionen, Alexithymie (Gefühlsblindheit, Gefühlskälte) und das Konzept der anhaltenden Erschöpfung. Es können phasenhafte Zusammenhänge der Konzepte bestehen (vgl. Korczak et al.; 2010, S. 1 ff.)).

Korczak und seine Kollegen schlussfolgern, dass weitere hochwertige Studien zur Erforschung des Burnout-Phänomens notwendig sind. Gleichermaßen muss eine systematische, einheitliche und international gültige Definition des Burnouts gefunden werden. Ebenso notwendig ist es, eine standardisierte und valide Variante der Burnout-Diagnostik und Differentialdiagnostik zu finden (vgl. Korczak et al.; 2010, S. 2). Die im Laufe der Jahre vielfältig durchgeführten und in Metaanalysen bewerteten Studien zeigen die wesentlichen Schwachpunkte der Burnout-Forschung auf. Ein Großteil der Erhebungen basiert auf Querschnittstudien, welche bisweilen widersprechende Ergebnisse lieferten. Diese basieren größtenteils auf quantitativen Erhebungen mittels dem

„MBI", dem „OLBI" und dem „HBI" von Burisch. Die Validität der Verfahren ist nicht eindeutig und werden m mitunter angezweifelt (vgl. Korczak et al.; 2010, S. 96 f.; Rösing, 2003, S. 246 f.).

Zusammenfassend kann gesagt werden, dass auf Grund der unterschiedlichen und somit nicht vergleichbaren Vorgehensweisen sowie den widersprüchlichen Ergebnissen, bis heute nicht wissenschaftlich belegt ist, welche Prävalenz oder explizite Ursachen im Sinne psychischer Vorgänge vorliegt. Entscheidend ist die Erkenntnis, dass Stress nicht immer automatisch zum „ausbrennen" führt, sondern die subjektive Bewertung. Es besteht die Übereinstimmung, dass die Entwicklung eines Burnouts nicht über Nacht entsteht, sondern einen langen Prozess durchläuft (vgl. Burisch, 2010, S. 76).

2.2. Prävention und Gesundheitsförderung

Prävention und Gesundheitsförderung sind zwei eng miteinander verbundene und sich ergänzende Interventionsstrategien. Beide zielen darauf ab die gesundheitliche Lage der Bevölkerung zu verbessern bzw. einen Gesundheitsgewinn zu schaffen. Jedoch unterscheiden sie sich hinsichtlich ihrer Perspektiven und unterschiedlichen Wege zum Ziel. Durch die Steigerung individueller sozialer und materieller Ressourcen, will die Gesundheitsförderung eine Verbesserung der gesundheitlichen Lage und der Lebensqualität der Bevölkerung erreichen (vgl. Hurrelmann et al.; 2014, S. 14). Prävention hingegen richtet ihren Blick auf Risikofaktoren und Krankheiten. Ziel ist die Vermeidung oder Verringerung von Gesundheitsschädigungen durch gefährlich Expositionen und Belastungen und personengebundene Risiken (vgl. Hurrelmann et al.; 2014, S. 13 ff.). Je nach Ansatzpunkt unterscheidet man Verhaltens- und Verhältnisprävention.

Die *Verhaltensprävention* wird oft auch als personale Prävention bezeichnet, da sie darauf abzielt das individuelle Krankheitsrisiko zu senken. Gesundheitsgefährdendes Verhalten soll korrigiert werden.

Die *Verhältnisprävention* richtet sich auf die Veränderungen in denen wir leben (Soziale- und Umweltbedingungen).

Ein weiterer Ansatz ist der Handlungszeitpunkt der Prävention, dieser wird in Primär (Verhinderung von Krankheiten) -, Sekundär (Maßnahmen zur Früherkennung von Krankheiten, z.B. Screenings) - und Tertiär (Krankheitsverlauf günstig beeinflussen, Reha) - Prävention eingeteilt. Das Risiko an einem Burnout zu erkranken kann durch Primärprävention auf Verhaltensebene (z.B. Programme zur Stressbewältigung) gemindert bzw. verhindert werden (vgl. Beise, 2013, S. 28 ff.).

2.3. Polizei in Deutschland

Die Polizei ist ein zentraler Akteur der inneren Sicherheit. Ihr Auftrag ist die Wahrung von öffentlicher Sicherheit und Ordnung. Die Polizei soll im Alltag (z.B. bei Verkehrskontrollen) und in Konfliktsituationen (z.b. bei gewalttätigen Demonstrationen) den handelnden Staat verkörpern und darf im Rahmen des staatlichen Gewaltmonopols als einzige Institution physische Gewalt anwenden. Dabei gibt es nicht "die" Polizei in Deutschland, sondern mit zwei Bundespolizeien (Bundeskriminalamt und Bundespolizei) und 16 Länder-Polizeien, mindestens 18 eigenständige Polizeien. Rechnet man die Polizei des Deutschen Bundestages, die für die Sicherheit und Ordnung im Parlament verantwortlich ist, noch hinzu, sind es sogar 19 Polizeien (Groß et al.; 2008, S. 11 ff.) In der deutschen Verfassung, dem Grundgesetz, finden sich nur wenige Aussagen zur Polizei und Polizeiorganisation. Auf Bundesebene existieren nur das Bundeskriminalamt und die Bundespolizei (vgl. Groß, 2008, S. 20 ff.).

2.3.1. Berufliche Realität Polizeivollzugsbeamter der Bundespolizei

Das Handlungsfeld des PVB basiert auf der Grundlage von Gesetzten und Erlässen gemäß dem Bundespolizeigesetzt (BPolG). Er ist dazu verpflichtet sich an die gesetzlichen Vorgaben zu halten und diese umzusetzen ohne Beeinflussung von eigenen Emotionen. Das Erleben von Gewalt, Verletzungen, Leid und Tod führen den PVB häufig an seine emotionalen Grenzen. Häufig wird das Gegenüber in Grenzsituationen wahrgenommen, was eine große psychische Belastung bedeutet. Die unterschiedlichen Einsatzsituationen (z.b. Demonstrationen, Unfallaufnahme etc.) verlangen von den Beamten eine ständige Anpassung und unterschiedlichste Fähigkeiten ab. Sie sind ständig mit den Problemen und Emotionen unterschiedlichster Personen (z.b. Straftäter, Opfer, Angehörige) und meistens mit den negativen Seiten der Gesellschaft konfrontiert (vgl. Szymenderski, 2012, S. 34 ff.).

2.3.2. Psychische Stressoren

PVB sind einer Vielzahl sehr unterschiedlicher Stressoren ausgesetzt. Der Stress, den Polizisten sehr häufig erfahren, besteht in dem Gefühl, dass ihre Arbeit nutzlos ist bzw. nichts verändert (vgl. McCafferty et al.; 1992, S. 233 ff.) Durch die ständige Interaktion mit unterschiedlichen Menschen wird die Gefühlswelt der PVB ständig beeinflusst. Die Aufgaben, die durch gesetzliche Vorgaben geregelt sind, können in der Praxis nicht immer umgesetzt werden. Die formalen Strukturen der Bundespolizei sind stellenweise widersprüchlich, so kann die Vorgabe dem Bürger „Serviceorientiert" zu begegnen mit dem „Autoritätsprinzip" des polizeilichen Handelns kollidieren und als konfliktbelastet und stressig erlebt werden (vgl. Szymenderski, 2012, S.35). Aufgrund ihrer besonderen Aufgaben und Befugnisse können PVB potenziell auch immer extreme Belastungen erfahren. Besonders belastende Situationen sind beispielsweise die Gefährdung des eigenen Lebens, Verletzung und/oder Tod eines Kollegen, Schusswaffengebrauch oder der Umgang mit misshandelten und verletzten Kindern (vgl. Szymenderski, 2012, S. 42). Eine durch die Bundesanstalt für Arbeitsschutz und Arbeitsmedizin in Auftrag gegebene Befragung zur psychischen Belastung durch traumatisierende Ereignisse im Polizeiberuf ergab, dass innerhalb der polizeispezifischen Belastungsquellen vor allem solche genannt wurden, die aus dem Bereich Konfrontation mit dem Tod oder der Verletzung von nicht bekannten Personen und Kindern sowie die Konfrontation mit der Gefahr für das eigene Leben stammen (vgl. Heuft et al.; 2008, S. 39).

3. Ursachenanalyse Burnout im Kontext der Bundespolizei

Die folgenden Kapitel beschreiben das methodische Vorgehen sowie die Analyse des Burnout-Syndroms nach situationsbedingten und persönlichen Faktoren. Daraus resultiert abschließend das Fazit und die Handlungsempfehlungen.

3.1. Methodisches Vorgehen

Die Hausarbeit wird durch eine systematische Literaturanalyse umgesetzt. Aufgrund der anhaltenden Aktualität des Themas ist das Angebot an aktuellen Quellen reichhaltig, so dass eine eigene Primärforschung nicht notwendig ist. Im Rahmen der Recherche wird auf folgende Datenbanken zurückgegriffen: Medline, PubMed, Pub-Psych DIMDI, Statistisches Bundesamt (Destatis) und der deutschen Nationalbibliothek. Die Recherche erfolgt über eine Freitextsuche mit kombinierten und mittels AND-OR- und NOT-Operator verknüpften Suchworten., alle ausgewählten Suchbegriffe werden zusätzlich ins Englische übersetzt. Als Suchworte werden verwendet: Burnout, Modelle, Theorien, Studien, Ursachen, Polizei, Polizeiarbeit, Zur Eingrenzung der Anzahl der Dokumente und um aktuelle Publikationen zu identifizieren, wird die Recherche auf den Zeitraum 2005 bis 2016 eingegrenzt. Eingeschlossen werden nur kostenlos erhältliche Dokumente, Publikationen und epidemiologische Studien in deutscher und englischer Sprache mit der Indikation Burnout-Syndrom, sowie nationale Polizeistudien. Ausgeschlossen werden Publikationen die sich auf andere Krankheitsbilder beziehen.

Auf der Suche nach den Ursachen für eine Burnout-Erkrankung dürfen nicht nur die Arbeitsbedingungen (z.B., Arbeitsorganisation, Arbeitszeit) berücksichtigt werden, sondern auch die individuellen Faktoren spielen dabei eine große Rolle. Jeder Mensch bewertet und bewältigt belastende Situationen unterschiedlich und damit auch deren mögliche Bedrohlichkeit. Die Ursachenanalyse erfolgt in Anlehnung an das Erklärungsmodell nach Cherniss (1980). Hierbei handelt es sich um einen soziologisch geprägten Ansatz, der nicht nur in einer einzigen Kategorie der Entstehungsbedingungen die Ursache sieht, sondern arbeits- und organisationsbezogene mit individuellen sowie gesellschaftlichen Faktoren kombiniert. Anforderungen können von außen (z.B. Tätigkeiten) auf eine Person einwirken oder intern (Persönlichkeitsmerkmale) von der Person selber ausgehen (vgl. Dick, 1999, S. 68 f.). Die Ursachenanalyse erfolgt nach den Kriterien:

Situationsbedingte Faktoren

Welche berufsspezifischen Situationen begünstigen ein Burnout? Nicht nur die Konstitution des Menschen, sondern auch das Umfeld, in dem er agiert, kann zu einer Erkrankung mit dem Burnout-Syndrom führen. Bei diesem Erklärungsansatz der im Umfeld der Betroffenen die Ursachen sieht, stehen eben verschiedene situationelle Bedingungen im Vordergrund. Es werden arbeitsorganisatorische Belastungen, polizeidienstspezifische Tätigkeiten sowie extreme Einsatzsituationen und ihre damit verbundene belastende Wirkung auf Polizeivollzugsbeamte untersucht.

Persönliche Faktoren

Welche Eigenschaften begünstigen ein Burnout? Die Vertreter der helfenden und pflegenden Berufsbilder begannen im Allgemeinen ihre Karriere mit hohen Zielen und Erwartungen. Der Polizeivollzugsbeamte möchte für Recht und Ordnung sorgen und den Menschen als Freund und Helfer zur Seite stehen. Diese Ziele nicht zu erreichen kann als belastend empfunden werden. Die eigenen Anforderungen übersteigen möglicherweise die Bewältigungsmöglichkeiten sowie die Ressourcen. Es werden die Erwartungen an den Beruf, die wahrgenommene soziale Unterstützung sowie das körperliche und psychische Wohlbefinden von PVB untersucht.

Die erwarteten Ergebnisse sollen in die Formulierung konkreter Handlungsempfehlungen münden.

Aus Gründen der besseren Lesbarkeit wird auf die gleichzeitige Verwendung männlicher und weiblicher Sprachformen verzichtet. Sämtliche Personenbezeichnungen gelten gleichwohl für beiderlei Geschlecht. In der Literatur finden sich verschiedene Schreibweisen des Begriffs „Burn-Out" / „Burnout". In dieser Hausarbeit wird sich auf „Burnout" bzw. „Burnout-Syndrom" festgelegt.

3.2. Situationsbedingte Faktoren

Im Rahmen ihres Dienstes werden PVB der Bundespolizei mit unterschiedlichen Anforderungen konfrontiert. Dieses ergeben sich aus der Arbeitsorganisation und ihre

Tätigkeiten sowie extremen Einsatzsituationen (vgl. Beerlage et al.; 2008, S. 111).

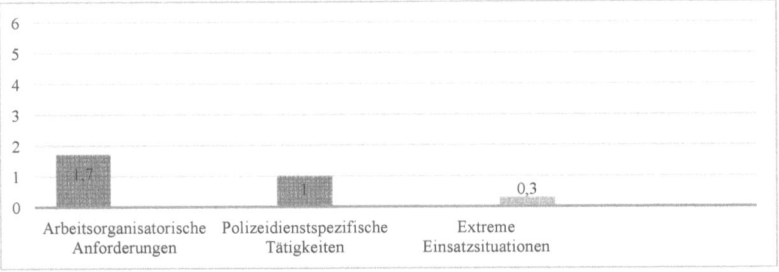

Anmerkung: 1-2 = seltener als einmal im Monat / 2-3 = maximal einmal im Monat / 3-4 = maximal einmal je Woche / 4-5 = mehrmals in der Woche /5-6 = nahezu täglich

3.2.1. Arbeitsorganisatorische Anforderungen

Arbeitsorganisatorische Belastungen ergeben sich aus eingeschränkten Einflussmöglichkeiten auf die eigene Arbeit oder mangelnde Teilhabe an der Entscheidungsfindung. Beispielhaft zu nennen sind, Vorschriften die keinen Sinn machen, Abstimmungsprobleme, unklare Anweisungen oder Überwachung und Kontrolle bei der Arbeit (vgl. Beerlage et al.; 2006, S. 9).

Die Ergebnisse der Untersuchung „Arbeitsalltag von Einsatzkräften der Bundespolizei - Belastungen, Gesundheit und Gesundheitsressourcen" von Beerlage et al., ergaben, dass im Dienst der Bundespolizei die arbeitsorganisatorischen Anforderungen (s. Abb. 3.1) am häufigsten als behindernde alltägliche Rahmenbedingungen erlebt werden. Explizit genannt wurden hier am häufigsten: Überwachung und Kontrolle bei der Arbeit, Vorschriften die keinen Sinn machen, mehr übereinander als miteinander reden, keinen Einfluss auf die Aufgabenverteilung haben (vgl. Beerlage et al.; 2006, S. 10).

3.2.2. Polizeidienstspezifische Tätigkeiten

Tätigkeitsmerkmale sowie Rahmenbedingungen stellen Anforderungen für die Polizeivollzugsbeamten dar, die einerseits herausfordernd und befriedigend, andererseits aber auch belastend erlebt werden können. Zu den polizeidienstspezifischen Tätigkeiten zählen typische Herausforderungen, die sich in der Arbeit Bundespolizei ergeben. Das sind beispielsweise administrative Aufgaben, Streifengänge, Kontakt zu Gewalttätern und Großeinsätze (z.B. Demo, Fußballspiele, Volksfeste) (vgl. Beerlage et al, 2006, S.9). Anforderungen und Belastungen aus den polizeidienstspezifischen Tätigkeiten stehen der Beerlage Studie zufolge an zweiter Stelle (s. Abb. 3.1). Im Rahmen der Befragung wurden hier besonders häufig benannt: Provoziert werden, Kontakt zu Gewalttätern und Kontakt zu illegalen Einwanderern (vgl. Beerlage et al.; S. 10)

3.2.3. Extreme Einsatzsituationen

Zu den extremen Einsatzsituationen zählen Situationen, die sich aus dem Erleben von Tod und Sterben oder dem Mitgefühl für das Leid anderer ergeben (z.B. Einsätze mit Toten durch Suizid) und Anforderungen mit hohem persönlichen Involvement. Dazu zählen Situationen in denen eine persönliche Nähe zum Opfer oder Täter besteht, beispielsweise Einsätze in denen Opfer oder ihre Familien bekannt sind oder Suizide von Kollegen (vgl. Beerlage et al.; 2006, S. 9). Extreme Einsatzsituationen, wie Einsätze mit Tod und Verletzung Fremder oder Einsätze mit bekannten Opfern oder Tätern im Dienst der Bundespolizei werden insgesamt nur selten erlebt (s. Abb. 3.1). Angegebene Maximalwerte weisen jedoch darauf hin, dass einige Einsatzkräfte einmal pro Monat bzw. mehrmals im Jahr mit solchen Extremsituationen konfrontiert werden. Dieses Ergebnis kann mit einem hohen Anteil an Einsatzkräften, die auch Aufgaben der Bahnpolizei erfüllen, begründet werden. Hier besteht ein erhöhtes Risiko mit Suizid im Gleisanlagenbereich konfrontiert zu werden (vgl. Beerlage et al.; 2006, S. 10).

Die Ergebnisse der Strohmeier-Studie „Klartext" ergaben:

Die (physische und psychische) Belastung in akuten Einsatzstresssituationen (z.B. persönliche Bedrohung) bewerten 1,1 % als sehr gering, 5,4 % als gering, 21 % als mittelmäßig gering, 38 % als groß und 24, 3 % als sehr groß (vgl. Strohmeier, 2010, S. 12).

3.3. Persönliche Faktoren

Das Wahrnehmen und Erleben von konkreten Situationen, wird von den Kognitionen und Perzeptionen der Polizeivollzugsbeamten beeinflusst. Ihre Einstellungen und Wahrnehmungen führen zu unterschiedlichen Deutungen (vgl. Szymenderski, 2012, S.39).

3.3.1. Erwartungen an den Beruf

„Erwartungen sind psychologisch gesehen Einstellungen des Menschen, die sich auf mehr oder weniger klare Zielvorstellungen beziehen. Es ist eine vorstellungsmäßige Vorwegnahme von Ereignissen, von bestimmten Denk- und Handlungszielen, die in der Zukunft liegen. Erwartungen sind eine Art Schwebezustand, der das Verhalten und Erleben bestimmt. Erwartungen sind vorwegnehmende Reaktionen auf Handlungen, die erwartet, gewollt, gewünscht, erhofft oder vermutet werden." (Knoke, 2013)

Eine Studie der hessischen Polizei aus dem Jahr 2010 ergab, dass rund 97 % der Befragten Kontakt mit Menschen und eine spannende Tätigkeit erwarten. 95-96 % sehen in der Polizei einen „besonderen Beruf". 91-92 % wollen sich für die öffentliche Sicherheit und 89 % für die Gesellschaft einsetzen. Auch die Erwartung an einen sicheren Beruf wird von 87 % der Befragten genannt (vgl. Groß, 2011, S. 5). Zu den fast gleichen Ergebnissen kam auch eine Studie aus Brandenburg. Demnach entfielen auf die Ausführung einer interessanten Tätigkeit 89 % Zustimmung auf den Kontakt zu Menschen 88 % Zustimmung (vgl. Dornfeldt et al.; 2014, S. 75). Die Zufriedenheit mit den Erwartungen an den Arbeitsbereich und die eigene Arbeit, ist mehrheitlich groß, das ergab die Strohmeier-Studie „Klartext 2010". Auffällig ist jedoch, dass 17,9 % der Befragten Bundespolizisten unzufrieden bzw. sehr unzufrieden, 38,8 % nur mittelmäßig zufrieden sind. Mit den Ergebnissen der eigenen Arbeit sind 8,5 % unzufrieden bzw. sehr unzufrieden und 29,3 % nur mittelmäßig zufrieden. Dies kann auf die starke Reglementierung (z.B. Vorschriften, Vorgaben durch Vorgesetzte) der eigenen Arbeit zurückzuführen sein, denn diese wird von 56,9 % als stark bzw. sehr stark und von 31, 5 % als schlecht bzw. sehr schlecht und knapp der Hälfte (47,9 %) als mittelmäßig bewertet. Hinzu kommt das die Möglichkeit Initiative zu zeigen von 24,8 % der Beamten als schlecht bzw. sehr schlecht und von 30,3 % nur als mittelmäßig beurteilt werden, was als maßgebliche Folge der strengen Dienstvorschriften zu sehen ist (vgl. Strohmeier, 2010, S. 11).

3.3.2. Wahrgenommene soziale Unterstützung

Soziale Unterstützung gilt zunehmend als wichtige gesundheitliche Ressource. Personen, die eine angemessene Unterstützung aus ihrem sozialen Umfeld wahrnehmen, scheinen einen besseren psychischen und physischen Gesundheitszustand aufzuweisen. Soziale Interaktionen können helfen, Herausforderungen besser zu meistern und Belastungen zu bewältigen (vgl. Kienle et al.; 2006, S. 107 f.). Die wahrgenommene soziale Unterstützung sind Unterstützungsleistungen, welche eine Person grundsätzlich für möglich erachtet bzw. die Überzeugung unterstützt zu sein (subjektive Wahrnehmung und Bewertung). Im Rahmen der BPOL-Studie von Beerlage et al., 2006 wurde die wahrgenommene Unterstützung aus den Quellen Vorgesetze und Kollegen untersucht. Im Ergebnis zeigt sich, das Einsatzkräfte der Bundespolizei sich in ihrem Arbeitsumfeld nur gut bis befriedigend sozial unterstützt fühlen, wobei die Unterstützung durch Kollegen höher bewertet wurde als die Unterstützung durch Vorgesetzte (Beerlage et al.; 2006, S. 30). Laut der Stromeierstudie „Klartext" schätzen 10 % der Befragten die Behandlung durch Vorgesetzte als überwiegend nicht respektvoll ein, von gut einem Drittel (36,1%) wird sie jedoch als teilweise nicht respektvoll eingeschätzt (vgl. Strohmeier, 2010, S. 19). Die Beerlage-Studie kommt zu dem Ergebnis, dass Einsatzkräfte, die wahrnehmen, von Kollegen und Vorgesetzten unterstützt zu werden, bewältigen alltägliche polizeidienstspezifische Aufgaben als auch extreme Einsatzsituationen mit einer hohen persönlichen Betroffenheit besser. Sie sind weniger erschöpft und nehmen ein weniger zynisch-distanzierte Haltung gegenüber ihr Arbeit ein. Aus diesem Grund ist die kollegiale Unterstützung von besonderer Bedeutung und Wichtigkeit. Dies gilt auch für die Belastungen arbeitsorganisatorischer Art, allerdings weisen die Einsatzkräfte eine zynischere Einstellung auf und fühlen sich weniger den beruflichen Standards gewachsen (vgl. Beerlage et al, 2009, S. 32).

3.3.3. Psychisches und körperliches Wohlbefinden

Wohlbefinden bedeutet Belastungsfreiheit (Abwesenheit von subjektiven Belastungen, Symptomen und negativen Gefühlen), Zufriedenheit (Abwägen positiver und negativer Lebensaspekte), Freude (Erleben positiver Gefühle im Alltag) und Glück (positives Lebensgefühl) (vgl. Mayring, 1991, S. 51 f f.). Psychisches Wohlbefinden entsteht beispielsweise durch Freude an der Arbeit. Körperliches Wohlbefinden entsteht zum Beispiel nach einem erholsamen Schlaf. Im Rahmen der BPOL-Studie schätzten die Einsatzkräfte der Bundespolizei ihr körperliches Wohlbefinden, im Vergleich zur Normstichprobe, als gut ein. Sie fühlen sich ihren Aufgaben körperlich gewachsen. Die Angaben für das psychische Wohlbefinden hingegen fallen, im Vergleich zur Normstichprobe, deutlich schlechter aus. Demzufolge fühlen sich die Einsatzkräfte weniger vital, stärker durch ihre emotionalen Probleme in der Pflege ihrer Kontakte und Bewältigung ihrer Aufgaben beeinträchtigt und schätzen ihre allgemeine psychische Gesundheit schlechter ein (vgl. Beerlage et al.; 2009, S. 11). Die nachfolgende Tabelle zeigt detaillierte Umfrageergebnisse aus den Jahren 2007 und 2008.

Tabelle 3.1 Körperliches Wohlbefinden von Einsatzkräften der Bundespolizei (vgl. Beerlage et al.; 2009, S. 39

Als gering empfunden	2007	2008
Belastbarkeit (z.B. Mein Körper ist robust)	27,9 %	26,6 %
Vitalität (z.B. Ich habe einen erholsamen Schlaf)	73,3 %	79,9 %
Genussfähigkeit (Selbstsorge) (z.B. Ich nehme mir Zeit, meinem Körper was Gutes zu tun)	66,7 %	70,3
Innere Ruhe und Gelassenheit (z.B. Ich bin ruhig und gelassen)	57,9 %	63,8 %

Die Ergebnisse zeigen das Einsatzkräfte der Bundespolizei sich körperlich fit fühlen, sich jedoch in ihrem psychischen Wohlbefinden beeinträchtig erleben (vgl. Beerlage et al.; 2009, S. 12).

4. Fazit und Handlungsempfehlungen

Es kann festgehalten werden, dass die Ursachen für ein Burnout im Dienst der Bundespolizei vielschichtig sind. Es wirken verschiedene innere und äußere Faktoren auf den Menschen ein, die für die Entwicklung eines Burnouts ursächlich sein können. Die klar vorgegebenen Rahmenbedingungen einer bürokratischen und hierarchischen Organisation (Bundespolizei) führen dazu, das der PVB die arbeitsorganisatorischen Anforderungen als belastend erlebt. Es besteht kaum die Möglichkeit nach eigenem Ermessen zu handeln, was als Überwachung und Kontrolle empfunden wird. Sinnlose Vorschriften werden als Behinderung der eigenen Arbeit wahrgenommen und alltägliche polizeidienstspezifische Tätigkeiten sowie extreme Einsatzsituationen lässt PVB an ihre Grenzen stoßen. Mangelnde Arbeitszufriedenheit und das Fehlen von sozialer Unterstützung, sind ebenfalls ein maßgeblicher Faktor bei der Entwicklung eines Burnout-Syndroms. Hinzu kommt eine schlechte Selbstsorge, dass bedeutet die Fähigkeit Stress adäquat zu bewältigen. Viele PVB schätzen ihre eigene allgemeine psychische Gesundheit, im Vergleich zur körperlichen Gesundheit, als schlecht ein (vgl. Beerlage et al.; 2009, S. 11f f.).

Die Tatsache das die Entwicklung eines Burnouts-Syndroms durch innere und äußere Faktoren begünstigt wird und die Anfangsursache nicht explizit feststellbar ist, lässt den Schluss zu, dass eine nachhaltige Prävention des Burnout-Syndroms vermutlich nur durch eine Kombination von Verhältnis- und Verhaltenspräventiver Maßnahmen zu erreichen ist (vgl. Uhle; Treier, 2015, S. 148).

Die nachfolgende Tabelle zeigt Ansatzpunkte zur Belastungsoptimierung und Gesundheitsförderung nach Flake, 2001, S. 15 ff.).

Tabelle 4.1 Ansatzpunkte der Belastungsoptimierung und Gesundheitsförderung (vgl. Flake, 2001, S. 15 ff.)

Gestaltung	Verhältnisorientiert	Verhaltensorientiert
Belastungsorientiert: Vermeidung bzw. Beseitigung gesundheitsgefährdender arbeitsorganisatorischer Belastungen	**Optimierung der Arbeitsbelastungen:** (Neu-) Gestaltung • Arbeitsorganisation • Arbeitszeit • Arbeitsplatzes • Arbeitsmittel • Arbeitsumgebung	**Optimierung der persönlichen Ressourcen:** • Stressmanagement • Entspannungstechniken • Abbau von Risikoverhalten
Ressourcenorientiert: Schaffen bzw. Erhalten von gesundheitsförderlichen Arbeitsbedingungen und Kompetenzen (Kraftquellen)	**Aufbau von Kraftquellen:** • Vergrößerung von Handlungs- und Entscheidungsspielräumen • Ausbau eines gesundheitsförderlichen Führungsstils • Gestaltung des Sozialklimas	**Aufbau von persönlichen Kraftquellen:** • Qualifizierung durch die Arbeit • Schulung und Fortbildung • Kompetenztraining

Die Verhaltensprävention setzt bei der Vermeidung und Verminderung von gesundheitsriskanten Verhaltensweisen sowie der Förderung von Gesundheitskompetenz und gesundheitsbewusstem Verhalten jedes Einzelnen (Individuum) an. Dazu zählen Informations- und Aufklärungsmaßnahmen sowie Maßnahmen zur Vermittlung von Bewältigungstechniken. Beispielsweise Anti-Stress-Trainings und/oder das Erlernen von Entspannungsmethoden (z.B. Progressive Muskelentspannung, Autogenes Training). Jedoch können solche personenorientierten Maßnahmen nur dann nachhaltig von Erfolg gekrönt sein, wenn sich an den arbeitsorganisatorischen Belastungen sowie dem Führungsstil der Vorgesetzten ebenfalls etwas ändert. Nur wenn die Präventionsmaßnahmen in einen entsprechenden organisationalen Rahmen eingebunden sind, kann die Umsetzung erfolgreich verlaufen. Den Führungskräften kommt eine besondere Rolle zu, Als Gestalter von Rahmenbedingungen und in ihrer Wirkung als Vorbild tragen sie maßgeblich zur Organisationskultur und damit indirekt zum Wohlbefinden der PVB bei. Sie wirken durch ihr Führungsverhalten auch direkt auf die Gesundheit der Bediensteten ein (vgl. Lohmann-Haislah, et al.; 2012, S. 48 f.). Der Zusammenhang zwischen positivem und unterstützendem Verhalten der Führungskräfte und niedrigen Werten für Erschöpfung, Angst und Depressionen der Mitarbeiter, wurde in einem systematischen Review und einer Metaanalyse von Kuoppala et al. (2008) bestätigt. Demnach kann ein sich durch Zielklarheit, Anerkennung, Respekt, offene Diskussion und guten Informationsfluss auszeichnender Führungsstil, Strees vermeiden und Ressourcen stärken (vgl. Kuoppala et al.; 2008, S. 904 ff.).

5. Literaturverzeichnis

Albrecht, S. (2008). *Burnout - der Weg danach. Burnout im Lichte von Theorie und Praxis.* Saarbrücken: VDM Verlag Dr. Müller.

Beerlage, I., Arndt, D., Hering, T., & Springer, S. (2009). *Beerlage-Studie-Einzelergebnisse.* Abgerufen am 4. 11 2016 von http://dpolg-bpolg.de/wp/wp-content/uploads/beerlage-studie-einzelergebnisse_k.pdf

Beerlage, I.; Arndt, D.; Hering, T.; Nörenberg, L.; Springer, S. (2008). Belastungen und Belastungsfolgen in der Bundespoliozei. In *Netzwerk Psychosoziale Notfallversorgung – Umsetzungsrahmenpläne. Forschung im Bevölkerungsschutz Band 3.* (Hrsg.): Bundesamt für Bevölkerungsschutz und Katastrophenhilfe. Abgerufen am 14. 12 2016 von http://www.bbk.bund.de/SharedDocs/Downloads/BBK/DE/Publikationen/PublikationenForschung/FiB_Band3.pdf?__blob=publicationFile

Beerlage, I.; Arndt, D.; Hering, T.; Springer, S. (2009). *Arbeitsbedingungen und Organisationsprofile als Determinanten von Gesundheit, Einsatzfähigkeit sowie von haupt- und ehrenamtlichen Engagement bei Einsatzkräften in Einsatzorganisationendes Bevölkerungsschutzes.* Berlin: Bundesministerium des Inneren - Bundesamt für Bevölkerungsschutz und Katastrophenhilfe. Abgerufen am 13. 10 2016 von http://www.bmi.bund.de/SharedDocs/Downloads/DE/Kurzmeldungen/studie.pdf?__blob=publicationFile

Beise, U. (2013). Prävention und Gesundheitsförderung. In U. Beise, S. Heimes, & W. Schwarz, *(Hrsg.): Gesundheits- und Krankheitslehre.* Berlin, Heidelberg: Springer, S. 27-34.

Bundespsychotherapeutenkammer. (2012). *BPtK-Studie zur Arbeitsunfähigkeit. Psychische Erkrankungen und Burnout.* Berlin: BPtK.

Burisch, M. (2010). *Das Burnout-Syndrom, Theorie der inneren Erschöpfung.* Heidelberg: Springer Medizin.

Dornfeld, S.; Nettelnstroth, W.; Binder, H. (2014). Motivation für den Polizeiberuf und Werte angehender Polizeibeamter. In *Oranienburger Schriften 1 (Hrsg.): Rainer Grieger.* Brandenburg: Fachhochschule der Polizei.

Ducki, A.; Uhlig, A.; Felfe, J. (2012). Betriebliche Prävention von Burnout. Supervision. Mensch - Arbeit - Organisation. 30. Jahrgang1; 12-20.

Faller, H.; Hermann, H. (2016). *Medizinische Psychologie und Soziologie. 4. Auflage.* Berlin, Heidelberg: Springer.

Faust, V. (2011). *DAS BURNOUT-SYNDROM UND SEINE FOLGEN -erschöpft-verbittert-ausgebrannt.* Abgerufen am 25. 11 2016 von http://www.psychosoziale-gesundheit.net/pdf/Int.1-Burnout-Syndrom.pdf

Flake, C. (2001). Psychische Belastungen in der Arbeitswelt erkennen und bewerten. In C. Flake, I. Freigang-Bauer, F. Gröben, & K.-T. Wenchel, *(Hrsg.):*

Psychischer Stress in der Arbeitswelt. Erkennen - minder - bewältigen.
Eschborn: RKW, S. 15-28.

Freudenbergerg, H.-J.; Richelson, G. (1980). *Ausgebrannt. Die Krise der Erfolgreichen – Gefahren erkennen und vermeiden.* München: Kindler Verlag GmbH.

Grabe, M. (2012). *Zeitkrankheit Burnout - Warum Menschen ausbrennen und was man dagegen tun kann.* Marburg: Francke-Buchhandlung.

Greif, S. (1991). Stress in der Arbeit. In S. Greif., E. Bamberg, & N. Semmer, *Einführung und Grundbegriffe. (Hrsg.): Psychischer Stress am Arbeitsplatz.* Göttingen: Hogrefe, S. 1-28.

Groß, H. (2011). Wer wird Polizist? Berufswahl und Studienmotivation in Hessen. *Polizei & Wissenschaft, 2,* 47 - 60.

Groß, H.; Frevel, B.; Dams, C. (Hrsg.). (2008). *Handbuch der Polizeien Deutschlands.* Wiesbaden: VS Verlag für Sozialwissenschaften | Springer, S. 11-589.

Groß,H. (2008). Deutsche Länderpolizeien. *In: Aus Politik und Zeitgeschichte APUZ 48/2008,* S. 20-26.

Heuft, G.; Weiss, U.; Schütte, N.; Reinecke, St.; Bär, O.; Runde, B.; BAstians, F. (2008). *Psychische Belastung durch traumatisierende Ereignisse im Beruf – Prävention im Polizeidienst –.* Dortmund, Berlin, Dresden: Bundesanstalt für Arbeitsschutz und Arbeitsmedizin (baua). Abgerufen am 8. 12 2016 von www.baua.de/de/Publikationen/Fachbeitraege/F1995.pdf?__blob=publicationFile

Hurrelmann, K.; Klotz, T.; Haisch, J. (2014). Krankheitsprävention und Gesundheitsförderung. In K. Hurrelmann, T. Klotz, & J. Haisch, *(Hrsg.): Lehrbuch Prävention und Gesundheitsförderung.* Bern: Hans Huber, S. 13 - 24.

Kienle, R.; Knoll, N.; Renneberg, B. (2006). Soziale Ressourcen und Gesundheit: Soziale Unterstützung und dyadisches Bewältigen. In B. Renneberg, & P. Hammelstein, *(Hrsg.:) Gesundheitspsychologie.* Berlin Heidelberg: Springer, S. 107 - 122.

Knoke, M. (2013). *Die Tücke der Erwartungen.* Abgerufen am 15. 12 2016 von http://www.pro-retina.de/beratung/psychologische-beratung/artikel/die-tuecke-der-erwartungen

Korczak, D.; KIster, C.; Huber, B. (2010). *Differenzialdiagnostik des Burnout-Syndroms, Health Technology Assessment (HTA) Bericht Nr. 105.* Abgerufen am 25. 11 2016 von https://portal.dimdi.de/de/hta/hta_berichte/hta278_bericht_de.pdf

Kunze, D. (2013). Burnout und Sucht in sozialen Berufen. In B. Badura, A. Ducki, H. Schröder, J. KLose, & M. Meyer, *(Hrsg.): Fehlzeitenreport 2013 - Verdammt zum Erfolg – die süchtige Arbeitsgesellschaft?* Berlin Heidelberg: Springer, S. 183-185.

Kuoppala, J.; Lamminpää, A.; Liira, J.; Valnio, H. (2008). Leadership, job well-being and health effects - a systematic review and a meta-analysis. *Journal of Occupational and Environmental medicine, 50 (8),* S. 904-915.

Lazarus, R.-S.; Launier, R. (1981). Stressbezogene Transaktionen zwischen Personen und Umwelt. In J.-R. Nitsch, *(Hrsg.): Stress, Theorien, Untersuchungen, Maßnahmen.* Bern: Huber, S. 213-260.

Lohmann-Haislah, A.; Morschhäuser, M.; Stilijanow, U. (2012). *Immer schneller, immer mehr...? Psychischen Belastungen in der Arbeitswelt begegnen.* Abgerufen am 21. 12 2016 von http://boerse.dgfp.de/wissen/personalwissen-direkt/dokument/88108/herunterladen

Maslach, C.; Jackson, S.-E. (1984). Burnout in organizational settings. In S. Osamp, *(Hrsg.): Applied Social Psychology Annual, Vol. 5* (S. 133-153). Beverly Hills: Sage.

Maslach, C.; Schaufeli, W.-B.; Leiter, M.-P. (2001). Job Burnout. In S.-T. Fiske, D.-L. Schacter, & C. Zahn-Waxler, *Annual Review of Psychology.* Vol. 52, S. 397-422.

Mayring, P. (1991). Die Erfassung subjektiven Wohlbefindens. In A. Abele, & P. Becker, *(Hrsg.): Wohlbefinden. Theorie, Empirie, Diagnostik* (S. 51-71). Weinheim: Juventa.

McCafferty, F.; McCafferty, E.; McCafferty, M.-A. (1992). Stress and suicide in polic officers: Paradigm of occupational stress. *Southern Medical Journal. 85 (3),* S. 233-243.

Rösing, I. (2003). *Ist die Burnout-Forschung ausgebrannt?* Heidelberg: Asanger.

Rümke, A. (2012). *Burnout Sprechstunde. Frühsymptome erkennen - Wirksam vorbeugen - Neu leben lernen.* Lohr am Main: Urachhaus.

Schaarschmidt, U. (2012). *Burnout als Muster arbeitsbezogenen Verhaltens und Erlebens.* Düsseldorf: Hans-Böckler-Stiftung. Abgerufen am 8. 12 2016 von http://www.boeckler.de/pdf/v_2012_05_14_uwe_schaarschmidt2.pdf

Schaarschmidt, u.; Fischer, A.-W. (2001). *Bewältigungsmuster im Beruf. Persönlichkeitsunterschiede in der Auseinandersetzung mit der Arbeitsbelastung.* Göttingen: Vandenhoeck & Ruprecht.

Schaper, N. (2014). Wirkungen der Arbeit. In F.-W. Nerdinger, G. Blickle, & N. Schaper, *Arbeits- und Orginisationspsychologie* (S. 517-539). Berlin,Heidelberg: Springer.

Sendera, A.; Sendera, M. (2013). *Trauma und Burnout in helfenden Berufen. Erkennen, Vorbeugen, Behandeln - Methoden, Strategien und Skills.* Wien: Springer Verlag.

Siegrist, J. (1996). *Soziale Krisen und Gesundheit: Eine Theorie der Gesundheitsförderung am Beispiel von Herz-Kreislauf-Risiken im Erwerbsleben.* Göttingen: Hogrefe.

Statistische Bundesamt (destatis). (2008). *Krankheitskosten.* Abgerufen am 16. 11 2016 von https://www.destatis.de/DE/ZahlenFakten/GesellschaftStaat/Gesundheit/Krankh eitskosten/Aktuell.html

Statistisches Bundesamt (destatis). (2015). *Statistisches Jahrbuch - Deutschland und Internationales.* Wiesbaden: Statistisches Bundesamt. Abgerufen am 06. 10 2016 von

https://www.destatis.de/DE/Publikationen/StatistischesJahrbuch/StatistischesJa
hrbuch2015.pdf?__blob=publicationFile

Strohmeier, G. (2010). *Klartext 2010 - Studie zur Berufszufriedenheit in der
Bundespolizei.* Chemnitz: Technische Universität. Abgerufen am 16. 12 2016
von https://www.gdp.de/gdp/gdp.nsf/id/p110402/$file/StrohmeierStudie.pdf

Szymenderski, P. (2012). *Gefühlsarbeit im Polizeidienst. Wie Polizeidienste die
emotionalen Anforderungen ihres Berufes bewältigen.* Bielefeld: transcript
Verlag.

Techniker Krankenkasse. (2016). *Entspann dich, Deutschland. TK-Stressstudie.*
Abgerufen am 03. 11 2016 von
https://www.tk.de/centaurus/servlet/contentblob/921466/Datei/93532/TK-
Stressstudie%202016%20Pdf%20barrierefrei.pdf

Uhle, T.; Treier, M. (2015). Präventionsauftrag: Auf die Richtung kommt es an! In T.
UHle, & M. Treier, *(Hrsg.): Betriebliches Gesundheitsmanagement,
Gesundheitsförderung in der Arbeitswelt - Mitarbeiter einbinden, Prozesse
gestalten, Erfolge messen.* Berlin Heidelberg: Springer Verlag, S. 147-214.

Väth, M. (2011). *Feierabend hab ich, wenn ich tot bin. Warum wir im Burnout
versinken.* 3. Auflage. Offenbach: Gabal Verlag GmbH.

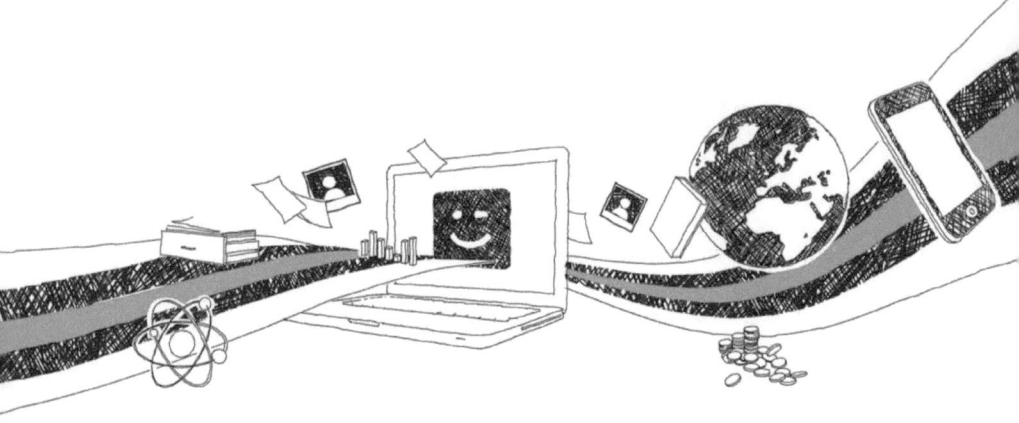
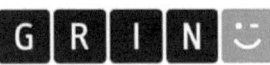